BEI GRIN MACHT SICH IHR WISSEN BEZAHLT

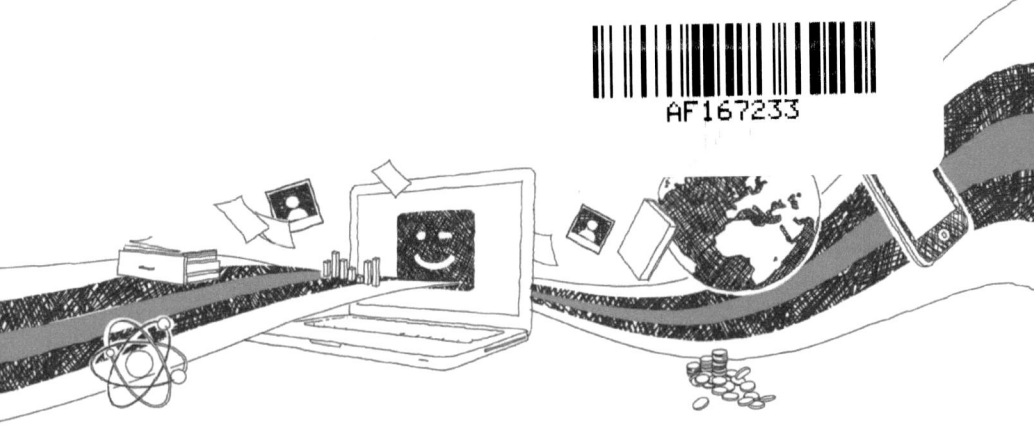

AF167233

- Wir veröffentlichen Ihre Hausarbeit, Bachelor- und Masterarbeit

- Ihr eigenes eBook und Buch - weltweit in allen wichtigen Shops

- Verdienen Sie an jedem Verkauf

Jetzt bei www.GRIN.com hochladen und kostenlos publizieren

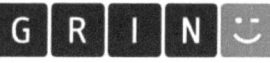

Nutzung ärztlicher Videosprechstunden während der Covid-19-Pandemie. Vorteile und Nachteile von Videosprechstunden

Markus Kasper

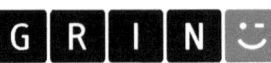

Bibliografische Information der Deutschen Nationalbibliothek:

Die Deutsche Nationalbibliothek verzeichnet diese Publikation in der Deutschen Nationalbibliografie; detaillierte bibliografische Daten sind im Internet über http://dnb.d-nb.de abrufbar.

ISBN: 9783346422729
Dieses Buch ist auch als E-Book erhältlich.

© GRIN Publishing GmbH
Nymphenburger Straße 86
80636 München

Druck und Bindung: Books on Demand GmbH, Norderstedt Germany
Gedruckt auf säurefreiem Papier aus verantwortungsvollen Quellen

Das vorliegende Werk wurde sorgfältig erarbeitet. Dennoch übernehmen Autoren und Verlag für die Richtigkeit von Angaben, Hinweisen, Links und Ratschlägen sowie eventuelle Druckfehler keine Haftung.

Das Buch bei GRIN: https://www.grin.com/document/1023846

Hochschule Fresenius

Fachbereich onlineplus

Studiengang: Management im Gesundheitswesen

Forschungsbericht

Auswirkungen der Covid-19 Pandemie im Hinblick auf die Nutzung von Videosprechstunden der Haus- und Fachärzte sowie Universitäts- und berufsgenossenschaftlichen Kliniken

Markus Kasper

2021

Inhaltsverzeichnis

Abbildungsverzeichnis

Tabellenverzeichnis

Abkürzungsverzeichnis

GKV   Gesetzliche Krankenversicherung

KBV   Kassenärztliche Bundesvereinigung

NRW   Nordrhein-Westfalen

PKV   Private Krankenversicherung

1 Zusammenfassung

Mit der Covid-19 Pandemie kommen zunehmend auch in der medizinischen Versorgung von Patientinnen und Patienten Fragen auf, wie persönliche Kontakte in den Praxen oder Kliniken reduziert werden können. Im Hinblick auf die gesamtgesellschaftlichen Maßnahmen wie „social distancing" zur Verringerung des Ausbreitens des Virus ist eine Alternative der Einsatz der Videosprechstunde.

In einer im Januar 2021 durchgeführten bundesweiten Onlinebefragung wurden die Auswirkungen der Covid-19 Pandemie im Hinblick auf die Nutzung von Videosprechstunden der Haus- und Fachärzte sowie Universitäts- und berufsgenossenschaftlichen Kliniken untersucht.

Im Ergebnis wurde festgestellt, dass sowohl bei den GKV- als auch PKV-Versicherten noch erheblicher Beratungs- und Informationsbedarf zur Nutzung der Videosprechstunde im ambulanten Sektor besteht. Zwar wünschen sich mittlerweile 90 % der Versicherten die Teilnahme an einer Videosprechstunde, das Angebot der Haus- und Fachärzte sowie Kliniken ist allerdings noch ausbaufähig. Sofern ein Angebot gemacht wird, nehmen 75 % der Versicherten das Angebot an. Die bundesweite Auswertung lässt sich auch für das Bundesland NRW bestätigen. Für die Kliniken gilt allerdings, dass in NRW 46,2 % der PKV-Versicherten gegenüber nur 31,8 % der GKV-Versicherten auch ohne eine erste persönliche Vorstellung an einer Videosprechstunde teilnehmen würden.

Als Vorteile werden die Verringerung des Infektionsrisikos, Zeitersparnis insgesamt, kein Aufenthalt in einem vollen Wartezimmer und die Vermeidung von langen Wartezeiten genannt. Nachteile von Videosprechstunden werden in der fehlenden persönlichen Untersuchung vor Ort, technischen Problemen, der Übermittlung von Dokumenten und den Datenschutzaspekten, aber auch der Anonymität des „Gegenüber" gesehen.

1.1 Abstract

With the Covid-19 pandemic, questions are increasingly emerging in the medical care of patients on how to reduce personal contacts in practices or clinics. With regard to the social distancing measures taken as a whole to reduce the spread of the virus, an alternative is the use of video consultation.

A nationwide online survey conducted in January 2021 examined the impact of the Covid-19 pandemic on the use of video-speaking hours for GPs and specialist clinics, as well as university and professional clinics.

As a result, it was found that there is still a considerable need for advice and information on the use of video communication in the outpatient sector among both GKV and PKV

insured persons. Although 90% of the insurables now want to take part in a video consultation, the offer of GPs and specialists as well as clinics is still expandable. If an offer
is made, 75% of the insured accept the offer. The nationwide evaluation can also be
confirmed for the state of NRW. For the clinics, however, 46.2% of PMI insured persons
in NRW would take part in a video consultation without a first personal presentation,
compared to only 31.8% of GKV insured persons.

Benefits include reducing the risk of infection, saving time overall, not staying in a full
waiting room and avoiding long waiting times. Disadvantages of video call hours are
seen in the lack of personal information on site, technical problems, the transmission of
documents and the data protection aspects, but also the anonymity of the "opposite".

1.2 Schlüsselwörter

Covid-19 Pandemie, Diagnose, GKV- und PKV-Versicherte, Haus- und Facharzt, Infek-
tionen, Kliniken, persönliche Untersuchung, Telemedizin, Videosprechstunde

2 Einleitung

Im Rahmen einer in 2019 von der Kassenärztlichen Bundesvereinigung (KBV) durchgeführten Versichertenbefragung wurden altersabhängige Unterschiede zum Thema Videosprechstunde festgestellt. Während insgesamt 62% der Befragten der Videosprechstunde skeptisch gegenüberstehen, fällt auf, dass die Gruppe zwischen 60 und 79 Jahren hier mit weit über 60% die größte Altersgruppe darstellen. Bei den jüngeren Patienten und Patientinnen im Alter von 18 bis 39 sind immerhin 50% offen für eine Teilnahme
an der Videosprechstunde. Dies verdeutlicht, dass mit zunehmendem Alter das Interesse an diesem Thema abnimmt (KBV, 2019, S. 32-33).

Die weitere Entwicklung, wie die Videosprechstunde bei den Patienten ankommt zeigt
das Fazit der repräsentativen, bundesweiten Befragung der Stiftung Gesundheit in Zu-
sammenarbeit mit dem Health Innovation Hub des Bundesgesundheitsministeriums im
Mai 2020. Von den 2.240 an der Umfrage teilnehmenden niedergelassenen Ärzten und
Psychotherapeuten erklärten 52,3% bereits Videosprechstunden anzubieten und weitere 10% würden dies in Kürze beabsichtigen. Auffallend bei dieser Umfrage ist, dass
ähnlich wie bei den Patienten, auch das Alter der Ärzte ausschlaggebend für das Angebot und Nutzen der Videosprechstunde wird. Während in der Altersgruppe unter 40 bereits 80% die Videosprechstunde nutzten und lediglich 20% diese ablehnten, waren es
bei den über 60-jährigen immer noch 43%. Zudem wurde auch deutlich, dass weniger
Ärztinnen die Videokonferenzen ablehnten. Dies liegt allerdings an dem sehr hohen 70%
Frauenanteil in dem psychologisch-psychotherapeutisch-psychiatrischen Bereich, in
welchem mit 80,5% bereits Videosprechstunden durchgeführt werden. Die Tendenz

zeigt daher, dass wegen der Covid-19-Pandemie ein nachhaltiger Effekt für die Arztpraxen zu erwarten ist, zumal Datenschutzgründe und Kostengesichtspunkte als Argumente für die Ablehnung ebenfalls rückläufig sind (Schnack, 2020, S. 66).

Während in den beiden zuvor genannten Studien, vor und während der Covid-19-Pandemie, der Schwerpunkt auf der Nutzung einer Videosprechstunde im ambulanten Sektor in Bezug auf das Alter der Patienten und Ärzte lag, sollen mit dieser Studie neben den Erfahrungen zur Nutzung der Videosprechstunde bei Haus- und Fachärzten auch Erkenntnisse zur Nutzung und den Erwartungen in Universitäts- und berufsgenossenschaftlichen Kliniken erlangt werden. Dieses Thema erscheint wichtig, da bislang noch nicht in jeder Fachrichtung der Kliniken Videosprechstunden angeboten werden. Zudem sollen mit der Studie Aussagen über die Situation in Nordrhein-Westfalen (NRW) erzielt werden. Des Weiteren soll auch neben dem Alter eine Abgrenzung zwischen gesetzlich und privat Krankenversicherten vorgenommen werden.

Es wird folgende zentrale Forschungsfrage untersucht: „Wie wirkt sich die Covid-19-Pandemie auf die Nutzung der Videosprechstunde bei den Haus- und niedergelassenen Fachärzten sowie den Universitäts- und berufsgenossenschaftlichen Kliniken aus?

Aus der Forschungsfrage lassen sich folgende Hypothesen ableiten:

H0: Die Covid-19-Pandemie hat keine Auswirkung auf die Nutzung der Videosprechstunde bei den Haus- und niedergelassenen Fachärzten sowie den Universitäts- und berufsgenossenschaftlichen Kliniken

H1: Die Covid-19-Pandemie erweitert die Nutzung der Videosprechstunde bei den Haus- und niedergelassenen Fachärzten sowie den Universitäts- und berufsgenossenschaftlichen Kliniken

H2: Die Covid-19-Pandemie erweitert die Nutzung der Videosprechstunde bei den Haus- und niedergelassenen Fachärzten allerdings nicht in den Universitäts- und berufsgenossenschaftlichen Kliniken

H3: Die Covid-19-Pandemie hat keine Auswirkung auf die Nutzung der Videosprechstunde bei den Haus- und niedergelassenen Fachärzten erweitert allerdings die Nutzung in den Universitäts- und berufsgenossenschaftlichen Kliniken

3 Methode

Als Studiendesign wird als quantitative Methode das Survey verwendet. Ohne eine Vollerhebung durchzuführen wird mit ausgewählten Fragen versucht, Aussagen einer Grundgesamtheit von Personen zu erhalten. Mit einer schriftlichen Online-Befragung wird die Datenerhebung via Link an verschiedene Personen versandt. Dabei handelt es sich um Mitarbeitende der Verwaltungs-Berufsgenossenschaft, Patientinnen und Patienten sowie Physiotherapeuten der Rehabilitationszentren BOR in Duisburg und Medicos AufSchalke in Gelsenkirchen, ausgewählte niedergelassene Ärztinnen und Ärzte im berufsgenossenschaftlichen Heilverfahren sowie ärztliches Personal in den Kliniken in Bochum und Duisburg. Um möglichst viele Rückmeldungen zu erhalten, wird der Link noch via Social Media geteilt. Diese Art der Befragung wird einer persönlichen mündlichen Befragung zum einen aus Kostengründen und zum anderen wegen der aktuell noch bestehenden Pandemie vorgezogen. Des Weiteren wird durch die Online-Befragung die Anonymität der Teilnehmer gewährleistet. Durch die Auswahl der Stichprobe soll sichergestellt werden, dass auch eine verhältnismäßige Anzahl privat und gesetzlich Krankenversicherte an der Studie teilnehmen (Sedlmeier & Renkewitz, 2013, S. 84-85).

3.1 Aufbau des Fragebogens

Der Inhalt des Fragebogens wird in vier Blöcke aufgeteilt. Der erste Teil beinhaltet allgemeine Angaben zu soziodemografischen Daten wie Bundesland (Auswahl über eine Combo-Box), Geschlecht (Weiblich, Männlich, Divers), Alter (18-24, 25-34, 35-44, 45-54, 55-64, 65-74, 75 oder älter), Einkommen (bis 1499 EUR, 1500-2999 EUR, 3000-4499 EUR, 4500-5999 EUR, 6000 EUR und mehr) und Krankenversichertenstatus (Gesetzliche Krankenkasse, Private Krankenversicherung, Private Krankenversicherung und Beihilfe, Sonstige sowie die Möglichkeit eines Freitextes). Lediglich bei der Angabe zum Einkommen handelt es sich um eine freiwillige Angabe, damit Teilnehmer nicht zu einem vorzeitigen Ausstieg aus dem Fragebogen veranlasst werden. Alle weiteren Fragen sind Pflichtangaben, ohne deren Beantwortung der Fragebogen nicht fortgeführt werden kann. Die Gestaltung der Antwortkategorien erfolgte nach itemspezifischen Antwortskalen, um die Reliabilität der Messung zu erhöhen (Bauer & Blasius, 2019, S. 845-851).

Der zweite Block beinhaltet Fragen zur Videosprechstunde im Allgemeinen:

1. Wie gut fühlen Sie sich über die Möglichkeit der Nutzung einer Videosprechstunde informiert? Bitte nehmen Sie eine Bewertung von 0-10 vor, wobei 0 "gar keine Informationen erhalten" und 10 "ich wurde top informiert" bedeutet

Hier werden vier Items untersucht: Beratung und Informationen meiner Krankenkasse, Hausarzt, Facharzt und Klinik

2. Wie oft waren Sie in den letzten 12 Monaten bei Ihrem Hausarzt, um sich selbst medizinisch versorgen zu lassen?

Antwortmöglichkeiten von überhaupt nicht, 1, 2, 3, 4, mindestens 5-mal

3. Wurde Ihnen von Ihrem Hausarzt eine Videosprechstunde angeboten?

Antwortmöglichkeiten: ja, nein, weiß nicht, kann nicht beurteilt werden

4. Wie oft waren Sie in den letzten 12 Monaten bei einem Facharzt, um sich selbst medizinisch versorgen zu lassen? (Antwortmöglichkeiten wie zu Frage 2)
5. Wurde Ihnen von einem niedergelassenen Facharzt eine Videosprechstunde angeboten? (Antwortmöglichkeiten wie zu Frage 3)
6. Haben Sie in den letzten 12 Monaten an einer Videosprechstunde teilgenommen?

Antwortmöglichkeiten: Ja, an einer Universitäts- oder berufsgenossenschaftlichen Klinik, Ja, bei einem Hausarzt, Ja, bei einem niedergelassenen Facharzt, Nein, kann nicht beurteilt werden

7. Falls Sie bereits an einer Videosprechstunde oder Onlinesprechstunde teilgenommen haben, in welcher Form haben Sie teilgenommen?

Antwortmöglichkeiten: Als Patient oder Patientin, Als Leistungserbringer (Ärztinnen und Ärzte, Klinik), Als Kostenträger, Sonstiges mit Freitext (Mehrfachnennungen möglich)

8. Mit welcher Hardware würden Sie generell an einer Videosprechstunde teilnehmen?

Antwortmöglichkeiten: Computer, Lap-Top, Tablet-PC/Ipad, Smartphone, Sonstiges mit Freitext (Mehrfachnennungen möglich)

Der dritte Block der Befragung befasst sich mit dem Inhalt und den Vor- und Nachteilen einer Videosprechstunde. Die erste Frage lautet: „Wie bewerten Sie die Möglichkeiten zum Inhalt einer Videosprechstunde im Hinblick auf ihre Wichtigkeit? Für die Items, Therapieplanung, Befundbesprechung einer Wunde, weitere Planung der Behandlung,

Zweitmeinung, Besprechung der Medikation, Vorgespräche zu einer Operation, Nachsorgetermine, Erstellen einer Diagnose, Ausstellen einer Arbeitsunfähigkeit, Ausstellen von Rezepten und Verordnungen stehen als Antwortmöglichkeiten eine Skala von sehr wichtig, eher wichtig, wichtig, eher unwichtig, unwichtig, keine Beurteilung zur Verfügung.

Die zweite Frage lautet:" Welche Vorteile sehen Sie in der Nutzung einer Videosprechstunde? Bitte wählen Sie maximal bis zu 4 Vorteile aus. In dem offenen Feld könnten Sie hier nicht aufgeführte Vorteile beschreiben". Als Vorteile sind randomisiert als Ankreuzmöglichkeit vorgegeben: Ohne persönlichen Kontakt, eine Arbeitsunfähigkeitsbescheinigung erhalten, Zeitersparnis insgesamt, Vermeiden eines langen Anfahrtweges, Wegfall der Anfahrt mit öffentlichen Verkehrsmitteln, kein Aufenthalt in einem vollen Wartezimmer, Verringerung des Infektionsrisikos, schneller eine ärztliche Meinung erhalten, keine Parkplatzprobleme, Vermeidung von langen Wartezeiten und ein Freitextfeld.

Die letzte Frage in diesem Block lautet: „Welche Nachteile sehen Sie in der Videosprechstunde? Bitte wählen Sie maximal bis zu 4 Nachteile aus. In dem offenen Feld könnten Sie hier nicht aufgeführte Nachteile anführen. Als Nachteile werden randomisiert als Ankreuzmöglichkeit vorgegeben: Datenschutzaspekte, technische Probleme, Arbeitsunfähigkeitsbescheinigung kann nur per Post verschickt werden, keine persönliche Untersuchung vor Ort, Übermittlung von Dokumenten, fehlende Hardware zur Teilnahme, Anonymität des „Gegenüber" und ein Freitextfeld.

Der letzte Block des Fragebogens beinhaltet abschließend zwei Fragen zur Videosprechstunde in einer Universitäts- oder berufsgenossenschaftlichen Klinik:

1. Würden Sie an einer Videosprechstunde in einer Universitätsklinik oder berufsgenossenschaftlichen Klinik teilnehmen? Antwortmöglichkeiten: Ja, auch ohne erste persönliche Vorstellung, Ja, aber erst nach einer ersten persönlichen Vorstellung in der Klinik, Vielleicht, kommt auf die Entfernung an, Nein, Sonstiges mit Freitextfeld

2. In einigen Universitäts- und berufsgenossenschaftlichen Kliniken werden bereits Videosprechstunden angeboten. Bitte beurteilen Sie für sich die Wichtigkeit der Nutzung auf bestimmten Fachgebieten. Bitte vergeben Sie auf einer Skala von 0 = sehr unwichtig bis 6 sehr wichtig Ihre Einschätzung zur Nutzung für das jeweilige Fachgebiet. (Hier werden alphabetisch von der allgemeinen Chirurgie bis Unfallchirurgie 16 Fachgebiete abgefragt, welche noch nicht Alle Videosprechstunden anbieten

3.2 Datenauswertung

Die Datenauswertung erfolgt mittels einer deskriptiven Methode. Dabei erfolgen Auswertungen in tabellarischer Form sowie Balkendiagrammen mit absoluter und relativer Häufigkeit unter Berücksichtigung des Alters sowie des Krankenversicherungsstatus (Hug & Poscheschnick, 2015, S. 164-170). Die Unterteilung erfolgt zudem, falls möglich, in die Kategorien Hausarzt, Facharzt und Universitäts- und berufsgenossenschaftliche Kliniken. Die Möglichkeiten zum Inhalt einer Videosprechstunde werden operationalisiert, wobei Antwort sehr wichtig in den Wert 1und unwichtig in den Wert 5 transformiert wird. Die Darstellung erfolgt, ebenso wie die Informationen und Beratung zur Nutzung einer Videosprechstunde und der Frage zur Wichtigkeit der Nutzung auf bestimmten Fachgebieten in Universitäts- und berufsgenossenschaftlichen Kliniken als Mittelwert und Angaben zur Standardabweichung (Hug & Poscheschnick, 2015, S. 171-182).

4 Ergebnisse

Die Datenerhebung erfolgte über das Portal umfrageonline.com unter dem Link https://www.umfrageonline.com/results/d3ff0fe-4d035bd&language=1 vom 08.01.2021 – 14.01.2021. Insgesamt haben 159 Personen an der Umfrage teilgenommen. Die Erhebung erfolgte bundesweit, wobei der größte Teil allerdings aus NRW mit 105 Personen stammt, was einen Anteil von 72,4 % an der Stichprobe ausmacht. Für die statistische Auswertung wurden die verschiedenen Möglichkeiten der Filterung von umfrageonline.com genutzt. Die Darstellung der Grafiken erfolgte über das Programm PowerPoint oder Microsoft Excel. Von den Teilnehmern wurden allerdings nur die Daten ausgewertet, welche alle Pflichtfragen beantwortet haben. Die Stichprobe reduzierte sich somit auf n = 145, was einer Quote von 91,2 % entspricht. Von diesen 145 Personen sind 101 (70 %) GKV- und 44 (30 %) PKV-versichert. 73 Teilnehmer sind weiblichen und 70 männlichen Geschlechts sowie 2 Personen gaben eine diverse Zugehörigkeit an. Diese Verteilung ist annähernd gleich aufgestellt. Die Altersstruktur ist der folgenden Tabelle zu entnehmen:

Tabelle 01: Altersstruktur aller Personen bundesweit und in NRW

	Bundesweit		NRW	
18 – 24 Jahre	10	6,9 %	3	2,9 %
25 – 34 Jahre	51	35,2 %	34	32,4 %
35 – 44 Jahre	27	18,6 %	19	18,1 %
45 – 54 Jahre	34	23,4 %	27	25,7 %
55 – 64 Jahre	15	10,3 %	15	14,3 %
65 – 74 Jahre	3	2,1 %	3	2,9 %
75 oder älter	5	3,4 %	4	3,8 %
Gesamt	145	100 %	105	100 %

Quelle: Eigene Darstellung

Die Altersstruktur der PKV-Versicherten ist der folgenden Abbildung zu entnehmen:

Abbildung 01: Altersstruktur PKV-Versicherte bundesweit

Anzahl Teilnehmer: 44

1 (2.3%): 18-24

7 (15.9%): 25-34

4 (9.1%): 35-44

15 (34.1%): 45-54

11 (25.0%): 55-64

2 (4.5%): 65-74

4 (9.1%): 75 oder älter

Quelle: Umfrageonline, 2021

Die Versicherten mit dem Alter von 45-54 und 55-64 Jahren machen hier mit kumuliert 59,09 % einen großen Anteil aus, während die 18-44 Jährigen der PKV-Versicherten kumuliert mit 27,27 % gegenüber 60,7 % der bundesweiten Altersstruktur einen eher geringen Anteil ausmachen.

4.1 Informationen zur Videosprechstunde

Bei der Frage, wie gut sich die Teilnehmerinnen und Teilnehmer über die Möglichkeit der Nutzung einer Videosprechstunde informiert fühlen, schneidet die Beratung der Krankenkassen mit einem Mittelwert von 2,82 bei einem bestmöglichen Wert von maximal 10 am besten ab. Unwesentlich dahinter folgt die Beratung durch die Hausärzte, den Kliniken und letztlich mit einem Mittelwert von 2,41 die Fachärzte.

Tabelle 02: Beratung und Informationen zu den Videosprechstunden bundesweit

	Mittelwert	Standardabweichung
Beratung durch die Krankenkasse	**2,82**	**2,97**
Beratung durch die Hausärzte	2,71	3,12
Beratung durch die Kliniken	2,46	2,67
Beratung durch die Fachärzte	2,41	2,72

Quelle: Eigene Darstellung

4.1.1 GKV-Versicherte NRW

Bei den GKV-Versicherten in NRW zeigt sich ein etwas anderes Ranking in der Beratung. Hier fühlen sich die Teilnehmer mit einem Mittelwert von 3,29 von den Hausärzten, gefolgt von Ihrer Krankenkasse, den Fachärzten und zuletzt von den Kliniken mit einem Mittelwert von 2,64 am besten beraten.

Tabelle 03: Beratung und Informationen zu den Videosprechstunden GKV (NRW)

	Mittelwert	Standardabweichung
Beratung durch die Hausärzte	**3,29**	**3,43**
Beratung durch die Krankenkasse	3,09	3,09
Beratung durch die Fachärzte	2,79	2,92
Beratung durch die Kliniken	2,64	2,59

Quelle: Eigene Darstellung

4.1.2 PKV-Versicherte NRW

Die PKV-Versicherten zeigen mit einem Mittelwert von 2,59 den besten Wert bei der Beratung durch die Krankenkassen, liegen aber im bundesweiten Vergleich (2,82) und gegenüber den GKV-Versicherten (3,09) auf dem letzten Platz. Gleiches gilt für die Vergleiche mit den Kliniken, Hausärzten und Fachärzten. Die Daten sind der nachfolgenden Tabelle zu entnehmen:

Tabelle 04: Beratung und Informationen zu den Videosprechstunden PKV (NRW)

	Mittelwert	Standardabweichung
Beratung durch die Krankenkasse	**2,59**	**2,90**
Beratung durch die Kliniken	2,28	2,66
Beratung durch die Hausärzte	1,90	2,53
Beratung durch die Fachärzte	1,46	1,41

Quelle: Eigene Darstellung

4.2 Angebot und Teilnahme an der Videosprechstunde

Bei der Frage, wie oft in den letzten zwölf Monaten der Hausarzt besucht wurde, waren bundesweit 112 (77,2 %) Teilnehmerinnen und Teilnehmer mindestens einmal vorstellig. Angeboten wurde von den Hausärzten allerdings nur acht (5,5 %) Personen eine Videosprechstunde. Teilgenommen haben tatsächlich nur drei Personen. Ein Teilnehmender hatte telefonischen Kontakt zu seinem Hausarzt. Der niedergelassene Facharzt wurde mindestens einmal durch 109 (75,2 %) Personen aufgesucht. Eine Videosprechstunde angeboten bekamen allerdings lediglich vier (2,8 %) Teilnehmerinnen und Teilnehmer, wovon drei Personen (75 %) dieses angenommen haben. Interessant in diesem Zusammenhang ist noch, dass acht (5,5 %) Teilnehmende an einer Videosprechstunde der Universitäts- oder berufsgenossenschaftlichen Klinik beteiligt waren. Generell durchgeführt wurde eine Videosprechstunde oder aber auch eine Onlinesprechstunde 27-mal. Hier waren Mehrfachnennungen von 24 Teilnehmenden angegeben. Dabei haben 55,6 % als Patient oder Patientin und jeweils 18,5 % als Leistungserbringer (Ärztinnen und Ärzte, Klinik) sowie Kostenträger teilgenommen. Die generelle Teilnahme an einer Videosprechstunde wird, bei der Möglichkeit der Angabe von Mehrfachnennungen, mit einer Anzahl von 87 Antworten der Lap-Top favorisiert. Alternativ wurde das Smartphone 61x, der Computer 45x und der Tablet-PC/Ipad 40x genannt. Auf eine weitere Unterteilung nach GKV- und PKV-Versicherte wird auf Grund der geringen Fallzahlen verzichtet.

4.3 Vorteile der Nutzung

Im Hinblick auf die Nutzung der Videosprechstunde wurde zunächst die Bewertung zum Inhalt in Bezug auf Ihre Wichtigkeit abgefragt. Dabei waren Antworten von sehr wichtig (Bewertung mit 1) bis unwichtig (Bewertung mit 5) möglich. Mit einem Mittelwert von 2,21 war die Besprechung der Medikation die Top-Antwort, gefolgt von der weiteren Planung der Behandlung und den Vorgesprächen zu einer Operation. An der letzten Stelle der Wichtigkeit wurde das Erstellen einer Diagnose mit einem Mittelwert von 3,17 angegeben. Grundsätzlich kann festgehalten werden, dass auch der letzte Wert nicht als vollkommen unwichtig, sondern immer noch näher die Tendenz zu wichtig als eher unwichtig hat.

Bei den Vorteilen in der Nutzung hatten die Teilnehmenden die Möglichkeit maximal bis zu vier Angaben zu machen. Der meistgenannte Vorteil wird mit 68,3 % in der Verringerung des Infektionsrisikos gesehen, gefolgt von der Zeitersparnis insgesamt mit 66,9 %, kein Aufenthalt in einem vollen Wartezimmer mit 60 % und der Vermeidung von langen Wartezeiten mit 56,6 %. Die weiteren Vorteile liegen bereits unter 50%. Dieses Scoring trifft auch in der gleichen Reihenfolge für NRW zu. Die absoluten Zahlen können der folgenden Abbildung entnommen werden:

Abbildung 02: Vorteile in der Nutzung der Videosprechstunde

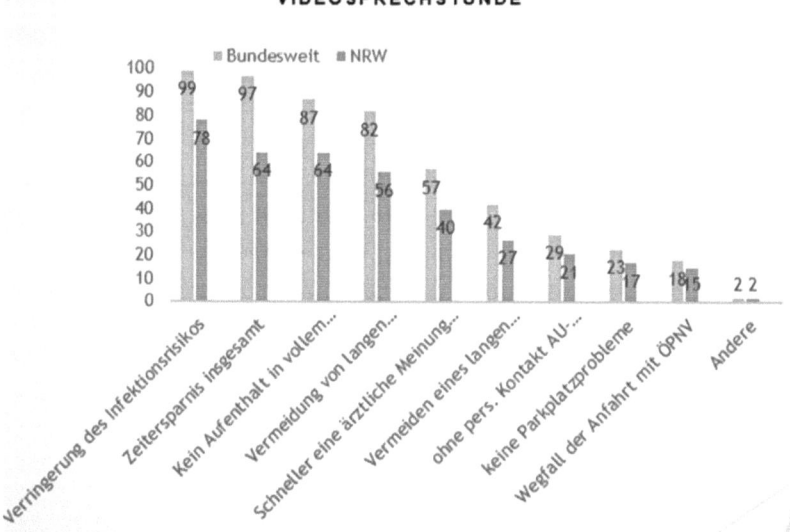

4.3.1 GKV-Versicherte

Von den 101 GKV-Versicherten wurden von den max. 404 Antwortmöglichkeiten bei bis zu 4 Vorteilen 378 vergeben. Mit 18% wurde die Zeitersparnis insgesamt, mit 17,7 % die Verringerung des Infektionsrisikos, gefolgt von 16,9 % die Vermeidung von langen Wartezeiten und 16,7 % kein Aufenthalt in einem vollen Wartezimmer angegeben. Im Vergleich mit den bundesweiten Angaben und NRW ergeben sich somit keine Auffälligkeiten und bestätigen die Reihenfolge der ersten vier Vorteile.

4.3.2 PKV-Versicherte

Von den 44 PKV-Versicherten wurden von den max. 176 Antwortmöglichkeiten bei bis zu 4 Vorteilen 158 vergeben. Mit 20,3 % wurde die Verringerung des Infektionsrisikos, mit 18,4 % die Zeitersparnis insgesamt, gefolgt von 15,2 % kein Aufenthalt in einem vollen Wartezimmer angegeben und 13,3 % wollen schneller eine ärztliche Meinung erhalten. Im Vergleich mit den bundesweiten Angaben und NRW sowie der GKV ergeben sich somit minimale Veränderungen in der Priorität, jedoch sind diese nicht als signifikant einzuschätzen.

4.4 Nachteile der Nutzung

Bei den Nachteilen bestand ebenfalls die Möglichkeit der Angabe von bis zu 4 Antworten. Den größten Nachteil sehen die Teilnehmenden darin, dass keine persönliche Untersuchung vor Ort stattfindet. 127 von 145 Personen und somit 87,6 % stimmten hier zu. An zweiter Stelle mit etwas Abstand werden von 57,9 % noch technische Probleme als Hindernis gesehen, gefolgt von der Übermittlung von Dokumenten mit 34,5 % und Datenschutzaspekten bei noch 29,7 %. Zu erwähnen ist hier, dass neben den vorgegebenen Items Antworten im Zusatzfeld gemacht wurden. Als Nachteil wurde noch gesehen, dass Diagnosefehler entstehen können, da nur Teilbereiche untersucht werden können. Zudem wurde die Qualität der Untersuchung angezweifelt und es sei eine Scham, Bilder von Wunden aus dem Intimbereich hochzuladen, welche besser persönlich gezeigt werden sollten. Mangelnde Digitalisierung der Krankenkassen, Behörden oder Ärzte wurde ebenfalls als Nachteil noch genannt. Die bundesweiten Angaben gehen hier konform mit NRW sowie den GKV-Versicherten. Lediglich bei den PKV-Versicherten wurde mit 29,5 % die Anonymität des „Gegenüber" an vierter Stelle der Nachteile genannt, allerdings dicht gefolgt von den Datenschutzaspekten mit 27,3 % an Platz fünf.

Tabelle 05: Nachteile von Videosprechstunden

	Bundesweit	NRW	GKV	PKV
Keine pers. Untersuchung vor Ort	**87,6**	**87,6**	**88,1**	**86,4**
Technische Probleme	57,9	63,8	58,4	56,8
Übermittlung von Dokumenten	34,5	36,2	30,7	**43,2**
Datenschutzaspekte	29,7	28,6	30,7	27,3
Anonymität des „Gegenüber"	23,4	22,9	20,8	**29,5**

Quelle: Eigene Darstellung

4.5 Besonderheiten der Kliniken

Bei den speziellen Fragen zur Teilnahme an Videosprechstunden von Universitätsklini-
ken oder berufsgenossenschaftlichen Kliniken ergaben sich interessante Erkenntnisse.
Lediglich 10,3 % der Befragten würden nicht an einer Videosprechstunde teilnehmen.
42,1 % würden sogar ohne erste persönliche Vorstellung und weitere 33,1 % ebenfalls,
aber erst nach einer ersten persönlichen Vorstellung teilnehmen. Weitere 13,1 % ant-
worteten mit vielleicht, es kommt hier auf die Entfernung an und 1,4 % machen es vom
Inhalt abhängig oder der Fall muss allen Beteiligten bekannt sein. Im Umkehrschluss
bedeutet dies, dass 89,7 % generelles Interesse an einer Videosprechstunde haben und
nur 10,3 % diese direkt ablehnen.

Bei den GKV-Versicherten zeigen sogar 91,1 % und bei den PKV-Versicherten 86,4 %
Interesse. Auffällig hierbei ist, dass allein 47,7 % der PKV-Gruppe auch ohne erste persönliche Vorstellung teilnehmen würden, gegenüber 39,6 % der GKV-Gruppe.

Ein ähnliches Ergebnis ergibt sich allein in NRW, wo 90,5 % die Videosprechstunde be-
grüßen. Auch hier würden 46,2 % der PKV-Versicherten gegenüber nur 31,8 % der GKV-
Versicherten auch ohne erste persönliche Vorstellung in den Kliniken teilnehmen.

Die letzte Frage sollte Aufschluss über die Wichtigkeit der Nutzung von Videosprechstunden in 16 verschiedenen Fachgebieten der Kliniken geben. Von 0 = sehr unwichtig
bis 6 = sehr wichtig soll über das arithmetische Mittel eine Rangliste erstellt werden. Je
höher der Wert, desto wichtiger wird dieser Fachbereich gesehen. Auffällig bei dieser
Auswertung war, dass die ersten fünf Plätze sowohl in der bundesweiten Auswertung, in
NRW, der GKV- und PKV-Gruppe die gleichen fünf Fachgebiete auswies. Es handelt
sich hierbei um die Allgemeinmedizin, Schmerzmedizin, Kopfschmerzambulanz, Reha-
bilitation und die Hauterkrankungen. Während allerdings bundesweit und in der GKV die
Psychologie den sechsten Platz einnimmt, ist es in der PKV der zehnte Platz. In der
PKV-Gruppe belegt die Unfallchirurgie den sechsten Platz, während in der GKV-Gruppe
die Unfallchirurgie den 16. Platz einnimmt und als eher unwichtig eingeschätzt wird. Die
Augenheilkunde hingegen nimmt in allen Auswertungen die hinteren Plätze ein. Beispiel-
haft können die Daten zum arithmetischen Mittel und der Standardabweichung der folgenden Tabelle der PKV-Versicherten entnommen werden:

Abbildung 03: Wichtigkeit der Nutzung von Fachgebieten der Kliniken bei PKV

Arithmetisches Mittel (∅) — Standardabweichung (±)

Anzahl Teilnehmer: 44

Fachgebiet	0 (1) Σ	0 (1) %	1 (2) Σ	1 (2) %	2 (3) Σ	2 (3) %	3 (4) Σ	3 (4) %	4 (5) Σ	4 (5) %	5 (6) Σ	5 (6) %	6 (0) Σ	6 (0) %	∅	±
Allgemeine Chirurgie	6x	13,64	6x	13,64	2x	4,55	12x	27,27	7x	15,91	5x	11,36	6x	13,64	3,61	1,65
Allgemeinmedizin	2x	4,55	1x	2,27	4x	9,09	7x	15,91	5x	11,36	11x	25,00	14x	31,82	4,50	1,53
Augenheilkunde	12x	27,27	8x	18,18	3x	6,82	5x	11,36	5x	11,36	5x	11,36	6x	13,64	2,95	1,84
Gefäßchirurgie (u.a. Nierentranspla...	5x	11,36	11x	25,00	1x	2,27	8x	18,18	5x	11,36	7x	15,91	7x	15,91	3,49	1,77
Handchirurgie	5x	11,36	5x	11,36	4x	9,09	11x	25,00	8x	18,18	5x	11,36	6x	13,64	3,71	1,59
Hauterkrankungen	5x	11,36	3x	6,82	3x	6,82	7x	15,91	7x	15,91	11x	25,00	8x	18,18	4,14	1,78
Innere Medizin	7x	15,91	3x	6,82	4x	9,09	10x	22,73	8x	18,18	7x	15,91	5x	11,36	3,77	1,72
Kopfschmerzambulanz	3x	6,82	2x	4,55	5x	11,36	5x	11,36	5x	11,36	13x	29,55	11x	25,00	4,39	1,69
Neurologie	7x	15,91	6x	13,64	3x	6,82	7x	15,91	6x	13,64	7x	15,91	8x	18,18	3,56	1,83
Neurowissenschaft	9x	20,45	6x	13,64	5x	11,36	6x	13,64	5x	11,36	8x	18,18	5x	11,36	3,41	1,87
Plastische Chirurgie	6x	13,64	5x	11,36	7x	15,91	7x	15,91	7x	15,91	8x	18,18	4x	9,09	3,70	1,73
Psychiatrie	9x	20,45	5x	11,36	3x	6,82	4x	9,09	5x	11,36	8x	18,18	10x	22,73	3,44	1,99
Psychologie	9x	20,45	3x	6,82	2x	4,55	5x	11,36	5x	11,36	9x	20,45	11x	25,00	3,64	2,03
Rehabilitation	6x	13,64	5x	11,36	4x	9,09	3x	6,82	3x	6,82	14x	31,82	9x	20,45	3,97	2,01
Schmerzmedizin	5x	11,36	3x	6,82	5x	11,36	4x	9,09	9x	20,45	10x	22,73	8x	18,18	4,08	1,78
Unfallchirurgie	7x	15,91	2x	4,55	5x	11,36	9x	20,45	8x	18,18	8x	18,18	5x	11,36	3,85	1,74

Quelle: Umfrageonline, 2021

5 Diskussion

Die aktuelle Umfrage zeigt, dass unter der Covid-19 Pandemie das Interesse an der Nutzung von Videosprechstunden gegenüber dem Angebot aus 2019 weiterhin zugenommen hat. Die aus der Forschungsfrage abgeleitete Hypothese H0, dass die Covid-19 Pandemie keine Auswirkung auf die Nutzung der Videosprechstunde bei den Haus- und niedergelassenen Fachärzten sowie den Universitäts- und berufsgenossenschaftlichen Kliniken hat, lässt sich nicht bestätigen. Vielmehr bestätigt sich Hypothese H1, wonach die Covid-19 Pandemie die Nutzung der Videosprechstunde erweitert. Während in der Umfrage der KBV in 2019 bereits 37 % aller 18 – 79- Jährigen die Videosprechstunde nutzen würden, zeigt die jetzige Umfrage bei der Auswertung der Kliniken bereits ein Interesse von 90 % und bestätigt einen deutlichen Zuwachs gegenüber der Umfrage vor der Covid-19 Pandemie im ambulanten Sektor (KBV, 2019, S. 32).

Die Studie hat jedoch auch aufgezeigt, dass die Beratungen und Informationen durch die Krankenkassen, die Haus- und Fachärzte sowie den Kliniken noch stark ausbaufähig sind. Zwar sieht die Beratung bei den GKV-Versicherten besser als bei den PKV-Versicherten aus, aber mit einem Wert von 3,29 von 10 liegt dieser im unteren Level. Sofern von den Haus- und Fachärzten Videosprechstunden angeboten werden, nehmen 75% der Versicherten dieses Angebot an. Zudem wurde auch festgestellt, dass die Universitäts- und berufsgenossenschaftlichen Kliniken Videosprechstunden angeboten haben, an denen nicht nur die Patienten und das ärztliche Personal, sondern auch die Kostenträger teilgenommen haben. Dies ist von daher interessant, da vor der Covid-19 Pandemie derartige Fallbesprechungen ausschließlich persönlich durchgeführt wurden. In diesem Bereich ist somit ein zunehmender Trend von Videosprechstunden zu erkennen.

Bei den Vorteilen in der Nutzung der Videosprechstunde ergeben sich keine Auffälligkeiten gegenüber den bereits durchgeführten Studien. Sowohl die Verringerung des Infektionsrisikos, die Zeitersparnis insgesamt, kein Aufenthalt in einem vollen Wartezimmer oder die Vermeidung von Wartezeiten wurden als gute Gründe bestätigt. Allerdings bleibt zu erwähnen, dass PKV-Versicherte schneller eine ärztliche Meinung als GKV-Versicherte erhalten wollen. Bei einer von Bitkom Research in 2020 durchgeführten Umfrage zählte neben der Angst vor einer Infektion an erster Stelle bereits die Möglichkeit schnell ärztlichen Rat zu erhalten an zweiter Stelle (Rohleder, 2020).

Auch bei den Nachteilen in der Nutzung wird moniert, dass keine persönliche Untersuchung vor Ort stattfindet. In diesem Zusammenhang ist jedoch interessant, dass bei den Kliniken bundesweit sogar 42,1 % ohne erste persönliche Untersuchung und nur 33,1 %

erst nach einer ersten persönlichen Sprechstunde an einer Videosprechstunde teilnehmen würden. Hier zeigt sich ein interessanter Unterschied zwischen 47,7 % der PKV-Gruppe gegenüber 39,6 % in der GKV-Gruppe. Noch gravierender zeigt sich der Unterschied in NRW, im Verhältnis von 46,2 % zu 31,8 %. Eine Erklärung könnte sein, dass die PKV-Versicherten schnelleren Zugang zu einer fachärztlichen konsiliarischen Untersuchung erhalten, ohne zuvor eine Überweisung durch den Hausarzt zu benötigen. Der Effekt der persönlichen Untersuchung wurde in diesem Zusammenhang zumindest durch eine kanadische Studie widerlegt. Es bestand kein qualitativer Unterschied zwischen der Videosprechstunde und der persönlichen Untersuchung. Dies wurde allerdings einschränkend nur bei Patienten auf rheumatologischem Fachgebiet untersucht und ist nicht unmittelbar auf alle Fachgebiete übertragbar (Aries et. al, 2020, S. 1078). Allerdings zeigen sich auch in der Psychotherapie hinsichtlich der Wirksamkeit zwischen videobasierten Interventionen und persönlicher Therapie keine Unterschiede. Die Generalisierbarkeit durch weitere Studien steht allerdings noch aus (Haun et. al, 2020, S. 292).

Die weiteren Nachteile wie technische Probleme, die Übermittlung von Dokumenten und Datenschutzaspekte wurden, wie schon in vorherigen Studien, ebenfalls bestätigt. Zu erwähnen ist, dass die PKV-Versicherten noch vermehrt die Anonymität des „Gegenüber" als Nachteil empfinden. Sofern eine Diagnose per Videosprechstunde gestellt werden sollte, bestehen zum Teil Zweifel die Qualität der Untersuchung anzuerkennen. Da nur Teilbereiche untersucht werden können, besteht die Gefahr von Diagnosefehlern. Diese Einschätzung wird insbesondere auch bei zwingend erforderlichen körperlichen Untersuchungen in Form einer Tastuntersuchung als geforderter Mindeststandard gesehen (Jorzig, 2020, S. 630).

In der Wichtigkeit der Nutzung von Fachgebieten in den Kliniken ist auffällig, dass sowohl bei den GKV-Versicherten als auch den PKV-Versicherten im Ranking die ersten fünf Fachgebiete jeweils gleich bewertet wurden. Lediglich bei dem nachfolgenden Ranking wurden die chirurgischen Fachgebiete und die Psychologie unterschiedlich bewertet. Während die Gruppe GKV die Psychologie auf dem sechsten Rang und die Unfallchirurgie neben der Augenheilkunde auf den letzten Rängen sieht, bewertet die PKV-Gruppe die Unfallchirurgie auf Platz sechs und die Psychologie auf Rang zehn. Ein Grund könnte sein, dass in der Stichprobe Mitarbeitende der Berufsgenossenschaft sind, welche als PKV-Versicherte vermehrt Kontakt mit den Unfallchirurgen haben. Die Aussage kann daher als nicht repräsentativ angesehen werden. Eine Erweiterung der Stichprobe wäre daher für nachfolgende Studien sinnvoll. Auch wenn die Unfallchirurgie und die Augenheilkunde auf den letzten Plätzen rangieren, gibt es durchaus ermutigende Ansätze in der telemedizinischen Behandlung. In einer Videosprechstunde besteht durchaus die

Möglichkeit der virtuellen Knieuntersuchung. Im Rahmen von Bewegungsumfangsmessungen von Gelenken auf der Grundlage von Foto- und Videodokumentation sowie ein möglicher Meniskustest sind virtuell Beurteilungen möglich. Allerdings sind der orthopädischen Primärdiagnostik Grenzen gesetzt (Backhaus et. al, 2020). Und selbst im Bereich der Augenheilkunde hat die Videosprechstunde während der Covid-19 Pandemie eine hohe praktische Anwendungsmöglichkeit zum Management nicht dringender Augenerkrankungen aufgezeigt, wobei die Patientenzufriedenheit mit hoch bis sehr hoch nachgewiesen wurde (Gerbutavicius et. al, 2020, S. 659-666).

Für eine Anschlussstudie wäre im Hinblick auf die Fachgebiete auch noch folgende Forschungsfrage interessant: „Welche Bedeutung hat die Einführung einer Videosprechstunde in der Unfallchirurgie der berufsgenossenschaftlichen Kliniken im Hinblick auf ihre Effizienz und Effektivität in der Versorgung?"

6 Literaturverzeichnis

https://www.kbv.de/html/versichertenbefragung.php

https://www.umfrageonline.com/results/d3ff0fe-4d035bd&language=1

https://link.springer.com/article/10.1007/s15202-020-2854-8

https://www.ztg-nrw.de/2020/07/repraesentative-umfrage-aerztliche-arbeit-und-nut-zung-von-videosprechstunden-waehrend-der-covid-19-pandemie/

Aries, P., Welcker, M., Callhoff, J., Chehab, G., Krusche, M., Schneider, M., Specker, C. & Richter, J. (2020). Stellungnahme der Deutschen Gesellschaft für Rheumatologie e.V. (DGRh) zur Anwendung der Videosprechstunde in der Rheumatologie. *Zeitschrift für Rheumatologie*, 2020, 10, S. 1078-1084

Backhaus, L., Bierke, S., Karpinski, K., Häner, M. & Petersen, W. (2020). Sars-CoV-2-Pandemie und ihre Auswirkungen auf Orthopädie und Unfallchirurgie: „Booster" für die Telemedizin. *Knie Journal* (14.05.2020)

Baur, N. & Blasius, J. (2019). *Handbuch Methoden der empirischen Sozialforschung* (Band 2, 2. Auflage). Wiesbaden: Springer Fachmedien Wiesbaden GmbH

Gerbutavicius, R., Brandlhuber, U., Glück, S., Kortüm, G.-F., Kortüm, I., Navarrete Oro-zco, R., Rakitin, M., Strodtbeck, M., Wolf, A. & Kortüm, K.U. (2020). Evaluierung der Patientenzufriedenheit mit einer augenärztlichen Videosprechstunde während der Co-vid-19-Pandemie. *Der Ophtalmologe*, 2020, 7, S. 659-667

Haun, M., Hoffmann, M., Tönnies, J., Dinger, U., Hartmann, M. & Friederich, H. (2020). Videokonsultationen durch Psychotherapeuten in Zeiten der Covid-19-Pandemie. Wirksamkeit, Gestaltung des Settings und erste Erfahrungen aus einer Machbarkeits-studie sowie mit dem Routineangebot im Krankenhaus. *Psychotherapeut*, 2020, 4, S. 291-296

Hug, T. & Poscheschnick, G. (2015). *Empirisch forschen: die Planung und Umsetzung von Projekten im Studium* (2., überarbeitete Auflage). Konstanz: UVK Verlagsgesell-schaft mbH

Jorzig, A. (2020). Haftungsrisiken bei Telemedizin und Videosprechstunden. *Der Gynä-kologe*, 2020, 9, S. 629-632

Kassenärztliche Bundesvereinigung (KBV) (2019). KBV-Versichertenbefragung. Video-sprechstunde wird skeptisch gesehen. *Orthopädie & Rheuma*, 2019, 22, 5, S. 10

Rohleder, B. (2020). Digital Health. Bitkom Research. Berlin, verfügbar unter: https://www.*bitkom-research.de/de/PK-Digital-Health-2020* (19.01.2021)

Schnack, D. (2020). Patienten als Treiber. Die Videosprechstunde kommt an. *DNP – Der Neurologe & Psychiater*, 2020, 21, 4, S. 66

Sedlmeier, P. & Renkewitz, F. (2013*). Forschungsmethoden und Statistik für Psycholo-gen und Sozialwissenschaftler* (2., aktualisierte und erweiterte Auflage). Hallbergmoos: by Pearson Deutschland GmbH